Te 8/14

ESSAI

SUR LES

VÉSICATOIRES;

PAR HENRI FOUQUET,

Professeur honoraire de l'Ecole de médecine de Montpellier, ci-devant Professeur de l'Université de médecine, ancien Médecin en chef pensionné à l'Hôpital militaire et de la Citadelle, Inspecteur général des eaux minérales du Languedoc, Membre de l'Académie de Padoue, du Collége royal des médecins et de l'Académie de médecine de Madrid, du Collége royal de médecine de Stockolm, de la Société de médecine de Paris, et Associé de la Société médicale d'émulation de la même ville; ci-devant Membre de la Société royale des sciences, et de la Société libre des sciences et belles-lettres de Montpellier, des Sociétés médicales de Lyon, Bordeaux, Toulouse et Marseille; Honoraire de la Société de médecine-pratique de Montpellier; de l'Institut national de France, et Membre de la Légion d'honneur.

AUTEUR DE L'ESSAI SUR LE POULS.

NOUVELLE ÉDITION.

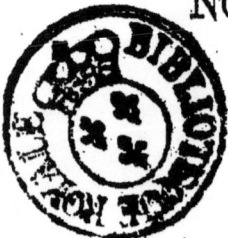

A MONTPELLIER,

Chez Auguste SEGUIN, Libraire, Place neuve.

1818.

A MONTPELLIER,

De l'imprimerie de J.-G. TOURNEL, place Louis XVI,
N.º 57.

ESSAI

SUR LES

VÉSICATOIRES.

VÉSICATOIRES ou VESSICATOIRES, en latin *vesica-toria, vesicantia*, remèdes topiques, ainsi appelés de leur effet le plus connu, qui consiste à exciter des vessies sur la peau. Ce terme, qui ne paraît pas bien ancien dans l'art, désigne non-seulement les *vésicatoires* proprement dits, qu'on emploie sous forme d'emplâtre dans la pratique journalière, mais il s'étend encore à tous les *âcres, irritans, stimulans, excitans, caustiques, etc.*, qui, appliqués à la surface du corps, ou même dans quelque cavité censée continue à cette surface, y excitent plus ou moins vite des rougeurs, des tumeurs, de légères inflammations, des vessies, des démangeaisons, des escarres, etc. C'est par allusion à tous ces effets, qu'on a cru pouvoir déduire d'une vertu brûlante ou ignée, que les vésicatoires sont désignés chez quelques auteurs sous le titre générique de *pyratica; urentia, etc.* Voyez Sennert, Baillou, et autres.

Les premières vues médicinales qui se sont présentées dans l'usage des *vésicatoires*, et la circonstance de leur application au-dehors, leur ont fait donner plus anciennement le nom de *epispastica*, en latin *attrahentia, tractoria* ou *revellentia, etc.*, qui signifient remèdes attirans du dedans au dehors, ou du centre à la circonférence, remèdes révulsifs, etc., et qui, dans le

langage particulier des méthodiques, est converti
en celui de *metasyncritica, evocantia ex alto,* c'est-
à-dire, suivant l'interprétation même de Thessalus,
*remèdes qui procurent un changement dans tout
le corps, ou dans une partie seulement;* remèdes
rétablissant ou changeant l'état des pores, suivant
d'autres méthodiques de la doctrine d'Asclépiades:
*quæ meatuum miscellæ corporis statum præter
naturam habentem transmutat,* dit encore Galien
en parlant de la *métasyncrise;* et qu'enfin Cœlius
Aurelianus traduit par *recorporativa,* remèdes
recorporatifs, etc. C'est dans cette dernière acception très-générale que nous prenons le mot de
vésicatoires.

Les substances reconnues de tout temps pour
vésicatoires, sont, du règne végétal, la *graine de
moutarde,* le *gingembre,* le *poivre,* l'*ail,* l'*ognon,*
le *tapsia,* la *pyrètre,* le *laserpitium,* le *lepidium,*
le *cresson,* la *renoncule,* le *flammula Jovis,* le
clematitis urens, le *bursa pastoris,* l'*ortie,* la *racine
d'arum,* les *figues,* l'*euphorbe,* le *tabac,* le *saga-
penum, etc.;* divers sucs, comme ceux de *thyti-
male,* de *concombre sauvage, etc.;* plusieurs
huiles odorantes, etc. Le règne animal fournit
les cantharides, les fourmis, quelques fientes,
comme celle de pigeon ramier, le crotin de chèvre,
la fiente de bœuf et son fiel. Suivant Hippocrate,
de locis in homine, pag. 224, Foésius, les chairs
du limaçon, les corps entiers des jeunes animaux
récemment égorgés, etc. Et l'on tire du règne
minéral les sels acides et alcalis, l'alun en plume,
le nitre lardacé, la chaux-vive, les cendres de la
lie du vin et du vinaigre, le savon, le mercure
sublimé corrosif, et quelques autres préparations
métalliques.

Conformément aux idées des Galénistes sur les
degrés de la vertu échauffante de ces remèdes,
on a fait plusieurs classes de compositions phar-

maceutiques vésicatoires, qu'on a spécifiées par les titres de *rubéfians*, de *dropans*, de *sinapismes* et de *caustiques*. Ces compositions sont ainsi rangées dans les livres anciens de matière médicale, suivant l'ordre d'activité qui les distingue entre elles; quoique néanmoins, pour la plupart, elles puissent être succédanées les unes des autres, puisqu'elles ne diffèrent que par le degré d'énergie; différence qui, à l'égard des plus faibles, se peut compenser jusqu'à un certain point, ou par la plus grande durée de leur application, ou par une augmentation dans les doses.

On divise ordinairement l'effet des vésicatoires, en effet général et en effet particulier : le premier, c'est-à-dire, le plus étendu, celui dont le médecin doit principalement s'occuper, est, en opérant sur toute la machine, d'y occasioner un changement salutaire, tel qu'on peut l'obtenir des toniques et des altérans. Cet effet se présente encore ici sous deux faces : 1.º les vésicatoires agissent, ainsi que les toniques et les altérans, d'une manière occulte, ce qui achève de rendre les caractères de ces trois sortes de remèdes parfaitement identiques; mais leur action étant souvent manifestée par des évacuations, des métastases, et autres phénomènes à la portée des sens, ils cessent pour lors de se tant ressembler avec les altérans et les toniques, pour se confondre avec les évacuans qu'ils suppléent même utilement quelquefois, suivant l'opinion de beaucoup d'auteurs. Dans l'un et l'autre cas, l'action des vésicatoires est toujours en raison du degré de leur activité, laquelle est néanmoins subordonnée au genre de la maladie, et à plusieurs autres circonstances dépendantes du sujet sur lequel ces remèdes agissent, et qui ne sauraient se rapporter qu'à l'être animé ou corps vivant. L'état de médicament ainsi constaté dans les vésicatoires, il en résulte que c'est à plusieurs titres qu'ils appartiennent à la matière médicale interne.

Le second effet, ou l'effet particulier des vésicatoires est purement local, c'est-à-dire, qu'il se borne à la partie sur laquelle on les applique; il consiste à modifier les solides et les fluides de cette partie, de manière que ceux-ci en deviennent plus propres à être jetés au dehors par l'action rétablie ou augmentée des premiers; il peut encore aller, dans plusieurs de ces remèdes, jusqu'à altérer très-sensiblement le tissu même de la partie. Par toutes ces circonstances, on voit que les vésicatoires sont encore du ressort de la matière médicale externe, où ils s'identifient en quelque façon avec les *discussifs*, les *résolutifs*, les *sceptiques* ou *pourrissans*, les *épulotiques* ou *cicatrisans*, les *escarrotiques*, et autres remèdes ou secours chirurgicaux, dont les propriétés individuelles ne sont point incompatibles avec la vertu épispastique, suivant cette remarque de Galien, que les vertus qui sont particulières à différens corps, ne laissent pas de se rapprocher par des analogies ou des ressemblances dans leurs effets : *vicinæ sibi virtutes sunt eorum quæ in alio latent, attractrix et attractorum digestrix, nam quæ trahunt etiam nonnihil omnino discutiunt, et quæ discutiunt pariter trahunt.* Mais il est important d'observer définitivement à l'égard de certains de ces effets particuliers ou locaux, 1.º qu'il serait peut-être mieux de les appeler physiques ou chimiques; 2.º qu'il en est parmi eux qui ne sauraient se passer que sur le vivant, comme, par exemple, les escarres; 3.º qu'il en est d'autres qui peuvent avoir également lieu sur le cadavre et sur le vivant, tels que certains caustiques.

Après les idées générales que nous venons d'exposer sur les vésicatoires, il n'est sans doute personne qui ne s'aperçoive qu'une foule d'autres agens médicinaux doit entrer naturellement dans le système entier de ces remèdes : on compte donc encore parmi les vésicatoires, les *frictions*, les *ventouses*, les *fonticules*, les *sétons*, les *ligatures*, les *bains chauds*, les *flagellations*, les *acupunctures*, les *ustions*, et une infinité d'autres remèdes analogues, qu'on pourrait fort bien ranger sous chacune des quatre compositions pharmaceutiques, dont il a déjà été question, comme sous les chefs d'autant de classes particulières.

Les vésicatoires seront donc pour nous l'assemblage, le corps entier, le trésor de tous les moyens que la médecine emploie à l'extérieur, dans la vue d'extraire ou d'attirer à la surface du corps, ou de détourner d'une partie sur une autre, tout ce qui peut nuire à la conservation de la santé, ou s'opposer à son rétablissement. C'est dans cette acception générale que le mot *vésicatoire* doit être pris indifféremment avec celui d'*épispastique*, dans le courant de cet Essai, à l'exception des cas où nous en fixerons autrement la valeur, par quelque spécification particulière.

Le système des vésicatoires ainsi généralisé a fourni de tous les temps à la grande médecine, c'est-à-dire, à celle qui pense, et qui est capable en elle-même de ces traits de génie qu'on appelle des *coups de maître* ; a fourni, dis-je, les ressources les plus étendues, et les succès les plus frappans. Les conjectures font remonter l'origine de ces remèdes jusqu'à l'antiquité fabuleuse, où elle se perd avec les premières traces de la médecine. Tout ce qu'on peut avoir de positif là-dessus, se rapporte à l'institution de la gymnastique médicinale par Hérodicus, de qui les historiens racontent qu'il employait les frictions sèches, les fomentations chaudes, etc., dans certaines maladies *Voyez Le Clerc, hist. de la médec.* Mais comme il ne nous est rien parvenu des ouvrages de cet auteur d'où l'on puisse tirer aucune règle ou aucun précepte sur cette matière, il paraît que l'époque d'une application raisonnée de ces secours médicinaux doit être fixée aux beaux jours de la médecine grecque.

Hippocrate, disciple d'Hérodicus, a témoigné tant d'estime pour la médecine gymnastique, qu'il s'est fait soupçonner d'avoir envié à son maître la gloire de cette invention. A la vérité, il faut convenir qu'avec le caractère de simplicité et de beauté naturelle, qui est particulier à cette médecine, elle devait avoir bien des attraits pour un génie de la trempe de celui d'Hippocrate ; aussi ce célèbre réformateur a-t-il considérablement enchéri sur tous ceux qui ont pu l'avoir précédé dans cette carrière ; sa pratique roule quelquefois toute sur les cautérisations, les frictions, les fomentations, et autres épispastiques dont il ne cesse de vanter l'usage, et avec lesquelles il opérait des cures merveilleuses.

Après Hippocrate, les médecins qui ont fait le plus d'honneur à la médecine des vésicatoires, sont les méthodiques. Semblables en quelque façon, comme l'a dit ingénieusement un moderne, à un *postulatum* de Descartes, qui n'admet que le mouvement et la matière, *voyez Thesaur. aquit. minor. aquæ*, leur théorie bornée au *strictum* et au *laxum*, n'admet également que deux espèces de remèdes qui se rapportent, quant aux vertus, à ces deux genres d'affection dans les solides : ce sont là comme les deux poles de leur pratique ; mais ce qui paraîtra surprenant, c'est que les épispastiques occupent la plus grande place dans ces deux espèces de remèdes, quoique, suivant les principes généraux de cette secte, ils dussent être restreints au genre du relâchement ou du *laxum*. Cette contradiction est sauvée par leur

façon d'interpréter les propriétés des vésicatoires.
Selon eux, la vertu de ces remèdes est non-seulement d'ouvrir et de rétablir les pores, mais
encore de ramollir et de raréfier, en tant que
participant du feu. Ils pensaient d'ailleurs que le
strictum et le *laxum* peuvent se trouver tous deux
à la fois dans une même maladie; ainsi, ils se ser-
vaient indifféremment des métasyncritiques dans
les maladies, soit internes, soit externes des deux
genres. Dans quelques maladies phlegmoneuses,
par exemple, ils employaient à titre de métasyn-
critique ou vésicatoire, les astringens, quoiqu'ils
missent ces maladies dans le genre du *strictum.*
Dans les vieux ulcères, dans les cicatrices mal
faites, qu'ils plaçaient dans ce dernier genre, ils
appliquaient des sinapismes, tout comme dans les
ulcères du genre opposé; ce qui était pourtant
subordonné à l'observation des temps dans les
maladies, et à d'autres objets de pratique sur lesquels il paraît qu'ils étaient fort versés. *Voyez
Prosp. Alpin., de med. meth., c.* 15.

Toutes les autres sectes anciennes qui ont eu
quelque réputation, ont cultivé cette branche de
la thérapeutique; et depuis, au milieu de l'érup-
tion des systèmes qui ont été les fléaux particuliers réservés à la médecine, il paraît que le
traitement par les vésicatoires s'est constamment
soutenu dans les alternatives de célébrité et de
discrédit, inséparables des révolutions des temps
et des esprits, sans qu'on puisse dire qu'il ait
jamais été entièrement abandonné. Ce traitement
peut donc être regardé, dans l'histoire des variations de l'art, comme un des fils précieux qui ont
conservé une communication utile entre la médecine ancienne et la moderne, ou qui ont empêché
qu'il ne se soit fait entre elles une véritable scis-
sion. Un préjugé non moins favorable encore à
l'institution naturelle et irrévocable de la méde-

cine épispastique, et qui en achevera l'éloge, c'est que plusieurs nations d'hommes sauvages n'en ont jamais connu d'autre ; que parmi les nations policées, les Chinois, les Japonais sont depuis long-temps en possession des secours les plus raffinés de cette espèce, et qu'enfin il en est dérivé, chez les habitans de nos campagnes, et chez les gens du peuple dans nos villes, comme autant de médecines domestiques qui ne sont pas sans succès, et dont la tradition s'est conservée religieusement dans sa pureté originale à travers les générations et les siècles.

Il est temps maintenant de proposer quelques réflexions sur l'action et les effets des vésicatoires, qui éclairent plus immédiatement les principaux phénomènes pratiques de cette médecine. Nous choisirons pour cet effet les ouvrages d'Hippocrate et ceux de quelques autres médecins qui l'ont suivi dans ses principes et dans sa pratique, comme les plus propres à fournir les lumières les plus pures et les plus étendues sur cette matière. Ainsi donc, après avoir déjà parlé du goût de ce père de la médecine pour les épispastiques, il nous paraît à propos d'ajouter qu'il ne faudrait pas croire que toutes les connaissances qu'il avait acquises sur l'administration des remèdes, il les tînt uniquement d'un empirisme froid et borné ; mais qu'il les devait encore aux élans d'un génie vraiment philosophique, rectifiés par tout ce que peuvent donner de sagacité une expérience consommée, et l'habitude de méditer profondément sur la nature. Voici, par exemple, une des maximes de ce grand homme, la plus capable de nous découvrir le point d'où il est parti, et de nous faire pénétrer ultérieurement dans ses vues. Il dit, en parlant du traitement des maladies de la poitrine : *Pars vero ex carne per medicamenta et votiones diffunditur, et per*

*calefactoria extrinsecùs admota , adeo ut morbus
per totum corpus spargatur.* Voyez *lib, I, de morb.,
sect. 5, pag.* 459, *Foésius.* C'est-à-dire qu'Hippocrate pensait que lorsque la maladie est fixée dans
un organe, il convient, pour l'amener à guérison,
de la répandre dans toutes les parties du corps,
soit par les remèdes internes, soit par l'application
des épispastiques. Celse a dit encore dans le même
sens : *atque interdum natura quoque adjuvat, si ex
angustiore sede vitium transit in latiorem.* Voyez
de fauc. morb., cap. IV.

Cette intention de généraliser la maladie, d'en
affaiblir le foyer en l'étendant ou le distribuant
sur tous les organes, est peut-être le plus beau
canon pratique de la médecine. Le grand point
est de savoir la manière dont Hippocrate conce-
voit cette distribution : il est clair qu'il était en
cela inspiré par tout ce qu'il connaissait de l'intel-
ligence active et subtile qui préside aux fonctions
de l'animal, et qu'il appelait *nature* ou *principe*,
et par tout ce qui lui revenait de son expérience
journalière. Il savait d'abord, que cette intelli-
gence s'était originairement tracé dans le corps
un cercle d'opérations, dans lequel elle se mou-
vait, en portant sur tous les points du cercle le
sentiment et la vie, et jetant des filets de communication dans les intervalles d'un point à l'autre ;
en sorte que la maladie pouvait être regardée
comme un obstacle, un nœud qui arrêtait ce
période d'opérations, et qu'il n'était question pour
le rétablir, que de rappeler le principe sur tous
les points de la sphère. Or, c'est ce qu'on obtient
toutes les fois que l'activité ou les forces du principe augmentent assez pour vaincre ou résoudre
l'obstacle. Mais en quoi consiste cette augmentation des forces de la nature ? Dans la fièvre.
C'est ainsi que, suivant notre auteur et l'observation de tous les siècles, la fièvre résout le spasme,

febris spasmum solvit; ainsi la douleur, qui n'est peut-être qu'un spasme plus ramassé ou plus concentré, est détruite par le même agent : *quibus jecur vehementer dolet, iis succedens febris, dolorem solvit. Aphor., lib. VII, pag.* 160. Maintenant la fièvre peut être ou spontanée ou artificielle ; la première doit être entièrement sur le compte de la nature ou de son *autocratie ;* la seconde est un produit de l'art. Cet art, Hippocrate né pour le former, en variait à l'infini les ressources, au moyen de deux épispastiques universels; savoir, la *douleur* et la *chaleur.* Il avait remarqué que le plus souvent, là où il y a douleur, il y a maladie, *ubi dolor, ibi morbus ;* qu'une douleur plus forte l'emportait sur une moindre ; que la douleur attirait et fixait la maladie sur l'endroit douloureux : » car, dit-il, si avant que la maladie soit déclarée on a senti de la douleur dans une partie, c'est là même que la maladie se fixera ». Il croyait donc que la douleur disposait la partie à appeler et à se charger de la maladie ; par conséquent qu'une douleur produite par art, plus vive que la naturelle, en diminuant ou anéantissant celle-ci, était capable de faire tout au moins une diversion salutaire, un déplacement de la maladie, laquelle, chemin faisant, s'il est permis d'ainsi parler, pouvait encore être altérée çà et là par les différens organes, et devenir par ce moyen générale. A l'égard de la chaleur, il avait également éprouvé que la chaleur attire; cela est par-tout dans ses ouvrages. Le *pan quo calet attrahit* y revient à chaque page. Il dit plus expressément encore, au sujet de la vertu attractive ou attirante communiquée par la chaleur aux parties : *membrum per caliditatem trahit ad seipsum à vicinis venis ac carnibus pituitam ac bilem, lib. I, de morb.* Il savait encore que la chaleur, portée à un certain degré, produisait la douleur; et quant à ces attrac-

tions d'humeurs, il les expliquait par l'énergie et
la mobilité du *grand principe*, qui, suivant l'axiome
si connu, se porte d'une extrémité du corps à
l'autre extrémité, etc. D'un autre côté, il était le
témoin infatigable des guérisons imprévues qu'o-
pérait la nature par des éruptions cutanées, des
parotides, des ulcères actuellement suppurans,
etc. C'était donc par une analogie toute simple
qu'Hippocrate était conduit à employer les dolorifiques et les échauffans externes, pour réveiller
ou pour rappeler la nature lorsqu'elle s'engour-
dissait, ou qu'elle ne pouvait plus suffire à elle-
même. Tel est à peu près le plan général de la
conduite d'Hippocrate dans l'usage des vésicatoires,
qu'il ne faut jamais perdre de vue dans l'estimation
rationnelle de ces remèdes. Ainsi donc, en résumant
ce qui vient d'être dit, il est un principe qui anime
les corps. Les épispastiques sont deux : savoir,
la douleur et la chaleur ; ils sont universels et
absolus ; la douleur se décompose en faveur de l'art
en une infinité d'intermédiaires, qui peuvent être
autant d'épispastiques, depuis la douleur positive
ou absolue, jusqu'au sentiment le plus voisin du
plaisir. L'art trouve les mêmes ressources dans la
chaleur, dont les nuances, depuis la plus légère
fièvre jusqu'au feu destructif, forment une série
des mêmes remèdes. La douleur et la chaleur sont
des modifications du grand principe, qui a son
siége dans les nerfs, dont il est l'élément sensitif,
comme les autres particules de matière en sont
des élémens physiques. La douleur et la chaleur
se produisent et se détruisent mutuellement.

Les vésicatoires ne sont que les agens excitatifs
du *grand principe* ; car la cause efficiente de la
chaleur et de la douleur est en nous comme le
sentiment des couleurs est en nous. Au moyen
de cette vertu communicative, l'action de la
chaleur et de la douleur peut s'étendre d'un

point de la surface du corps à tout le *grand
principe*, comme l'embrasement peut arriver à
toute une masse combustible par une étincelle.
C'est encore une fois sous cet assemblage d'idées
sublimes qu'on peut se représenter le génie
d'Hippocrate, occupé de la médecine *épispastique*,
en dirigeant toutes les branches, et en mouvant
tous les ressorts. Maintenant, avec l'avance de
ces préceptes élémentaires, il est bien facile de
concevoir que l'action des vésicatoires sur les
corps consiste à exciter la fièvre au moyen de
ce *principe*, qui n'est autre chose que la sensibilité et la mobilité des nerfs. Lorsqu'on applique
un *épispastique* sur une partie, son effet sensible
est d'en augmenter les oscillations nerveuses, qui,
si elles sont poussées trop loin, produiront la
fièvre, accéléreront le mouvement des liqueurs,
et les entraîneront suivant les déterminations de
la nature ou celles de l'art, s'il est plus fort
qu'elle. Pour avoir une idée de ces déterminations,
il faut les considérer dans l'état naturel, se
portant alternativement du centre du corps à la
circonférence, et de la ciconférence au centre,
au moyen de l'antagonisme de la peau avec les
organes internes, et roulant suivant les mêmes
directions les divers sucs contenus entre cette
circonférence et le centre, dont elles jettent au
dehors une partie sous la forme de sueur et de
transpiration. Ces déterminations ont été appelées par quelques auteurs *forces centripètes*, et
forces centrifuges. Voyez *Hoffman*. Augmentez la
puissance dans un des *antagonistes*, dans la peau,
par exemple, et les déterminations seront vers la
peau : il en arrivera de même en ne l'augmentant
que dans la plus petite surface de cet organe
externe ; car chaque fibrile nerveuse étant dans
une oscillation continuelle, suivant des expériences qui ont été faites depuis peu (voyez *Svecim*.

physiolog., de perpet. fibrar. muscul. palpit. Joseph.
Ludov. Roger, dont le jeune auteur méritait, par
ses talens, une plus longue vie), elle est suscep-
tible, par l'augmentation de son oscillation et de
sa sensibilité particulière, de devenir un point
fébrile. Ce point s'aggrandissant de plus en plus,
formera un centre fiévreux, avec érection des
nerfs et des vaisseaux de la partie, d'où partiront
des espèces de courans qui gagneront tout le
corps, et se rapporteront continuellement à ce
centre comme à une source d'action et de force,
en y entraînant avec eux une partie des humeurs
détournées des autres organes : ce qui occasionera
une espèce de pléthore locale, et en conséquence
l'élévation ou tumeur de la partie. Cette manière
d'expliquer ainsi par l'action vitale la formation
de pareilles tumeurs, est autorisée par une observation que tout le monde peut faire ; c'est que les
tumeurs inflammatoires s'affaissent après la mort,
et que si l'on fait une incision à la partie qui était
tumeur dans le vivant, on la trouve farcie et
engorgée d'une quantité excessive de sang, par
comparaison avec les autres parties, quoiqu'elle
fût avant l'ouverture au même niveau. *Voyez*
Recherches anatomiques sur les glandes, pag. 480.
Ces phénomènes sont quelquefois produits *sponte*
dans un organe qui, dès ce moment, doit être
regardé comme converti en une espèce de ven-
touse. L'abord du sang dans cet organe peut en
rendre les vaisseaux variqueux, et avoir mille autres
suites funestes. Dans ce cas, lorsqu'on applique
immédiatement sur la partie ou tout auprès, certains vésicatoires, tels que les scarifications, les
sétons, etc., on obtient une dérivation immédiate
des humeurs qui engorgeaient la partie. Ainsi, dans
les violens maux de tête, les anciens saignaient
quelquefois très-utilement à la veine du front ;
aux veines de derrière l'oreille, dans les vertiges ;

aux ranines, dans certains maux de gorge, etc., ce qui revient à nos sétons, scarifications, etc. Mais qui ne voit que les effets secondaires des vésicatoires, dans ces occasions, sont purement mécaniques ou *passifs*, et doivent être soigneusement distingués des premiers, qu'on pourrait appeler *actifs* ?

Quant aux déterminations des humeurs, en conséquence de ces dispositions particulières dans les solides d'une partie, on réclamerait vainement contre elles les lois générales de la circulation ; ces lois sont renversées en grande partie par l'observation et l'expérience. Baillou a ramarqué sur un jeune hémoptysique, des pulsations aux hypocondres, provenant du sang qu'on sentait se porter en haut, comme si on l'eût conduit avec la main. *Voyez liv. I, des épidém.* On entend dire tous les jours à des mélancoliques, que le sang leur monte du bas-ventre à la tête, qu'ils le sentent monter et s'arrêter à la région lombaire, etc. L'anatomie démontre encore un nombre prodigieux d'anastomoses, de réseaux vasculaires, dans lesquels on ne saurait admettre la circulation d'après la théorie commune. La constitution et l'arrangement des cellules du tissu muqueux forment encore une forte présomption contre ces lois générales. *Voyez là-dessus les Rech. sur le pouls, ch. 21.* Enfin, l'on s'est convaincu, par des expériences bien faites, du reflux du sang vers le cerveau, par les troncs veineux de la poitrine, dans le temps de l'expiration. *Voyez Mémoires de l'Académie des sciences de l'année* 1749. Il paraît donc que les argumens tirés d'après les oscillations nerveuses, en conséquence des phénomènes de la sensibilité des parties, doivent autrement éclairer la théorie de la dérivation et de la révulsion, que les hypothèses des humoristes, dont les principes ont été d'ailleurs démontrés faux par des médecins et

des physiciens illustres. *Voyez les Commentaires
sur Heister.*

A l'égard de la formation des vessies par l'application des épispastiques, il est hors de doute que
la contraction de la partie de la peau exposée à
l'action irritante du vésicatoire, influe pour beaucoup dans ce phénomène. Cette contraction, aidée
des sucs propres à la partie, et altérés par l'âcreté
ou causticité des vésicatoires, ou de la portion de
sueur ou de transpiration arrêtée par le topique,
sépare la peau de la cuticule ou épiderme; et l'espace formé pour lors entre elles demeure rempli
de ces sucs, qui s'y accumulent de plus en plus.
On voit donc que l'effet actif, cet effet propre
à l'animal ou au corps vivant, concourt en grande
partie à produire ces vessies, et qu'il faut bien se
garder de le confondre avec la contraction qui arrive mécaniquement à un cuir ou à un parchemin
en l'approchant du feu; erreur dans laquelle ont
été entraînés plusieurs grands hommes, par l'arbi-
traire de la théorie, qui a cette malheureuse com-
modité de se prêter à toutes sortes d'idées.

Avant de quitter cette matière, il convient de
dire un mot de l'action des vésicatoires, par rapport au département de cet organe, en vertu de
cette sympathie, de ce *consensus* général qu'Hippocrate a si bien observé. Quelques auteurs pleins
de grandes vues ont travaillé très-heureusement
sur ce sujet. Ils ont constaté beaucoup de choses,
en ont fait connaître de nouvelles; mais ils en ont
montré beaucoup dans le lointain, qu'on ne par-
viendra à acquérir qu'après des expériences réi-
térées. Il serait sans doute bien important de
savoir quel est l'organe qui correspond le plus à
l'organe affecté. Quelle utilité n'en résulterait-il
pas, pour le choix des parties, dans l'application
des vésicatoires? Hippocrate le dit: *Si caput dolue-
rit, ad pectus, deinde ad præcordia, tum demum*

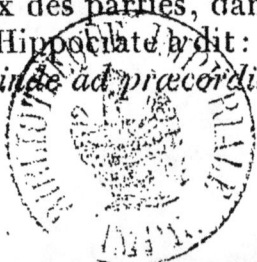

2.

ad coxam procedit. La propagation de la douleur jusqu'à ce dernier organe, ne prouve-t-elle pas une correspondance de celui-ci avec les deux autres? Cela n'a pas non plus échappé à quelques maîtres de l'art. On verra dans le détail, qu'ils appliquaient souvent avec succès des vésicatoires sur le haut de la cuisse, dans les maladies dont le siége est censé établi dans la région de l'estomac. Ce que nous savons de merveilleux sur l'étendue du département de ce dernier, devrait nous animer à la découverte de ce qui nous manque de connaissances sur les autres. Vanhelmont se foule le pied; il éprouve dans l'instant les affections d'estomac les plus violentes, qui ne cessent qu'après le rétablissement de la partie. On lit dans le chancelier Bacon : *Si pollex pedis dextri ex oleo ungatur, in quo cantharides sunt dissolutæ, mirabilem facit erectionem.* Voyez *in Biblioth. pharmaceut. medic. Manget, l. I.* Les livres des observateurs sont pleins d'exemples de cette nature.

Les maladies dans lesquelles on a coutume d'employer les vésicatoires, sont principalement les maladies chroniques; j'entends celles dont l'art peut entreprendre la guérison : celles-ci sont fondées, 1.º sur des affections purement nerveuses; 2.º sur de pareilles affections occasionées par une matière qu'on peut être enfoncée bien avant dans la substance même du nerf ou des parties; 3.º enfin, sur une indisposition du tissu cellulaire qui se trouve abreuvé d'humeurs qui détruisent de plus en plus son ressort et celui des organes : ce dernier cas revient à ce que les anciens appelaient *intempérie froide.* Voici d'ailleurs comment Galien s'explique sur les indications de ces remèdes, au chapitre *de evacuantibus ex alto auxiliis : In omnibus diuturnis affectionibus, cum nihil profuerint ulla auxilia, evocantem ex alto curationem metasyncriticam à methodicis appellatam..... facere ple-*

*rique solent; ego vero, ubi intemperies quædam
humida et frigida in affectis partibus est, aut ob-
tusus aut stupidus sensus, adhibeo ipsis pharmaca
ex sinapi aut thapsia et similibus confecta : at in
siccis et calidis affectionibus non adhibeo.* Mais en
nous en tenant à notre première division des maladies chroniques, on peut dire en général, que
c'est ici le cas plus que jamais d'exciter la fièvre,
suivant le fameux précepte d'Hippocrate : *vetustos
morbos primum recentes facere oportet. De locis
in homine*, cap. 13. Dans le premier genre des
maladies nerveuses, c'est-à-dire, dans celles qui
sont sans matière, les vésicatoires capables de
produire les plus fortes et les plus promptes révolutions doivent être employés; ainsi la fureur,
au rapport d'Hippocrate, emporte l'épilepsie : *furor
magnum morbum (sic enim comitialem vocant)
solvit. De morbis vulgar., sect. 5.* Ainsi l'on voit
des manies, des fièvres intermittentes opiniâtres,
guéries par une conversion violente et subite
dans le ton des nerfs, occasionée par la terreur,
l'ivresse, et autres moyens analogues. L'histoire
de ce qui arriva au fameux Boerhaave, dans l'hôpital de Harlem, en est une autre preuve. Dans le
second genre des maladies, c'est-à-dire, lorsque
quelque matière blesse les nerfs ou l'organe, il est
bon de recourir aux épispastiques propres à résoudre les spasmes intérieurs causés par le délé-
tère, ou à faire une puissante révulsion de celui-
ci au dehors; ces remèdes conviennent dans la
goutte, la sciatique, la surdité, etc. Ils s'étendent
encore à beaucoup d'accidens qui surviennent
dans les maladies aiguës, et dont il sera question
au chapitre *des vésicatoires proprement dits*; leur
succès se manifeste ordinairement par des évacuations copieuses plus ou moins lentes, par des
tumeurs, par des abcès, etc. Jusqu'ici l'action des
vésicatoires dans ces deux genres, paraît appar-

tenir à l'effet que nous avons appelé actif; mais il est encore à propos d'observer, à l'égard du second, que souvent il arrive qu'une petite portion d'humeurs viciées va et vient du noyau du corps à sa surface, et ne se fixe que pour un temps sur les organes de l'un et de l'autre; c'est ce qu'on remarque dans quelques dartres, quelques éruptions exanthémateuses, quelques ulcères périodiques, etc., dont la disparition est quelquefois aussi dangereuse pour le malade, que leur retour lui est favorable ; alors on sent que, suivant que l'humeur est rentrée dans le corps, ou se trouve rejetée actuellement à sa surface, l'effet des vésicatoires peut être actif ou passif, et qu'on doit en varier le choix d'après ces indications. Baillou parle d'un homme à qui le bras était devenu tout noir, par une métastase qui se portait de temps en temps à cette partie ; lorsque cette noirceur disparaissait, l'homme tombait dans la démence. On fut d'avis de scarifier la partie affectée de cette noirceur; ce qui ayant été fait, l'homme fut entièrement guéri. *Lib. V, tom. III, lib. paradicm.* Dans le troisième genre de maladies chroniques, comme dans les œdèmes, les leucophlegmaties, les hydropisies, les chloroses, etc., les vésicatoires doivent être plus doux; et quant à leur effet, il paraît mêlé de l'actif et du mécanique : car il est vraisemblable que le seul poids de la masse du liquide épanché ne suffit pas toujours pour l'évacuer par l'ouverture faite. On en trouve un exemple dans les journaux des maladies qui ont régné a Breslaw en 1700. *Vesicatoria in corporibus succi plenis, plethoricis et nimia humorum copia repletis, interdum fere nulla evacuatio fuit secuta ; cujus rei ratio in nimia fluidi copia quæritur; cum certum sit ad excretionem præter apertos poros, debitam fibrarum resistentiam, motum proportionatum, insimul debitam requiri fluidi copiam.* Voyez *in Actis eruditorum, anno* 1701.

Il se présente ici maintenant une question assez intéressante, savoir, s'il est indifférent pour ces effets que nous appelons actifs, de se passer ou non avec solution de continuité dans la partie. Nous croyons que, dans bien des cas, dans tous ceux même où il ne s'agit que de corriger une inversion du ton du système nerveux, l'intégrité de la peau, sa réaction sur les autres organes, nous paraît nécessaire pour la marche régulière des oscillations nerveuses. Ainsi, par exemple, dans les amputations, on voit que l'équilibre entre les organes, ne se rétablit qu'après la formation d'une cicatrice épaisse, qui supplée toute la portion de la peau emportée avec le membre ; ainsi l'escarre peut suppléer avantageusement la peau dans les ustions, sans compter que l'effet de ces derniers remèdes est principalement estimé par sa violence et sa promptitude ; il faut en dire autant de tous les autres effets prompts et momentanés. On ne saurait donc trop s'attacher à reconnaître le genre de la maladie, avant de prononcer sur le choix des épispastiques, ne fût-ce que pour éviter au malade le désagrément d'une plaie ou d'une cicatrice, qui paraissent tout au moins inutiles dans les maladies sans matière.

Tout ce qu'on peut noter des autres précautions à prendre en général dans l'administration des vésicatoires, se réduit, 1.º à saigner ou à purger auparavant le malade, si le cas l'exige : car les épispastiques étant recorporatifs, c'est-à-dire, propres à faire circuler la lymphe nutritive, il pourrait en résulter des accidens fâcheux. Plus vous remplirez, dit Hippocrate, les corps impurs, et plus vous vous exposerez à leur nuire. 2.º Il ne faut pas appliquer ces remèdes sur les organes délicats. 3.º Les doses en doivent être proportionnées à l'âge et au tempérament du malade, à

la nature de la maladie, etc. 4.º Il convient de
ne pas les employer au commencement des
maladies aiguës, si vous en exceptez quelques-
unes, comme l'apoplexie, qui même à la rigueur
pourrait n'être point comptée parmi ces dernières.

Galien nous a encore laissé là-dessus des préceptes généraux, qui paraissent confirmer en partie ce que nous disions au sujet du choix des
vésicatoires : » C'est, dit cet auteur, lorsque les
parties les plus extérieures se trouvent dans un
état sain, et que ce qui doit être évacué est profondément caché dans les organes les plus internes, qu'il convient d'augmenter ou de donner
plus d'intensité à la chaleur du médicament épispastique, crainte que cette chaleur, avant de par-
venir à ces organes, n'ait trop perdu de sa force; et
il n'y a aucun risque que cela cause aucun dommage
aux parties externes, puisqu'elles sont supposées
saines. Deux choses sont donc à considérer dans
l'usage des médicamens âcres et des médicamens
chauds, savoir, les parties externes qui doivent
supporter l'activité des épispastiques, et les internes qui ont besoin de ces remèdes : *Summæ
partes quæ tolerant, et profundæ quæ egent.* Voyez
lib. art. med., cap. 85. Le même auteur veut encore que lorsqu'il est question d'échauffer promptement, on ait recours aux remèdes qui produisent la chaleur au moindre contact du corps, et
la répandent avec la même célérité dans toutes
les parties; mais si c'est un membre refroidi qu'il
soit besoin de réchauffer, il y faut employer des
épispastiques dont l'effet soit plus lent et plus
long ». *Vide lib. VI, simpl., cap. de zing.*

C'en est assez pour le général des vésicatoires,
auquel on ne saurait d'ailleurs rien ajouter sans
anticiper sur les détails particuliers où ces matières
nous paraissent plus convenablement placées, et

dont nous allons nous occuper tout de suite dans
l'ordre déjà indiqué.

Des rubéfians. C'est un effet inséparable de
l'action des vésicatoires, que d'exciter des rougeurs sur la peau, ou d'être rubéfians ; ainsi,
d'après cette conformité générale d'effet, il semble
qu'ils devraient tous être réduits à une seule et
même classe qui serait celle-ci : mais la plus grande
ou la moindre énergie des uns comparés aux
autres, mettant, ainsi que nous l'avons déjà remarqué, des distinctions réelles dans leurs effets,
les auteurs ont cru devoir établir un ordre de
progression dans l'énumération de ces remèdes,
d'après l'estimation graduelle qu'on a faite de
leurs vertus. Les rubéfians doivent donc être,
dans l'ordre pharmaceutique, des individus de
remèdes spécifiés, par cette qualité sensible que
nous avons dit être commune à tous les vésicatoires, de rougir la peau, et qui sont capables
d'ailleurs des autres effets épispastiques dans un
moindre degré ; en sorte que c'est la première
nuance de la vertu vésicatoire prise en total,
par laquelle les remèdes sont caractérisés. Les
anciens ont appelé ces remèdes PHOINIGMOI, *phœ-
nigmi*, phœnigmes. Les substances ou les drogues
qu'on y emploie sont les mêmes que celles de la
plupart des autres vésicatoires, quoiqu'il y en ait
parmi elles qu'on désigne pour être plus particu-
lièrement rubéfiantes, telles que la semence de
cresson, la fiente de pigeon ramier, le staphis-
aigre, l'*ibéris*, etc. Dans la composition des rubéfians, les anciens n'employaient pas ces substances
pures, mais on observait d'en émousser la causticité ou l'âcreté par des ingrédiens, comme les
huiles, et principalement les graisses, parmi lesquelles on avait grand soin de choisir, d'après
les préjugés des temps, celles de lion, de léopard,
d'hyène, d'oie, etc., ou par des préparations qui

tiennent à des vues chimiques et qu'on a pratiquées très-anciennement, comme de faire macérer
dans du vinaigre la graine de moutarde, qui est
une des principales matières de ces remèdes : ou
enfin par la médiocrité des doses et quelques circonstances dans les mélanges. Au moyen de cette
correction , l'activité d'un vésicatoire proprement
dit, était réduite à celle de rubéfiant, qui néanmoins par un long séjour sur une partie, pouvait
faire l'office du premier, de même qu'un sinapisme
ou tel autre puissant vésicatoire pouvait n'être que
rubéfiant, en abrégeant la durée de son application : d'où il est clair que l'état de rubéfiant dans
ces remèdes dépendant quelquefois de cette me-
sure de temps , on pourrait encore les définir
des vésicatoires réduits à la seule vertu de produire des rougeurs, soit par les correctifs dans
la composition et dans les doses, soit par le temps
qu'on laisse à leur action. Les rubéfians sont des
compositions pharmaceutiques particulières, aux-
quelles on a donné spécialement le nom de rubéfians ; ils peuvent être sous plusieurs formes : les
plus ordinaires sont l'emplâtre, le cataplasme, le
liniment, etc.

Tous les anciens, depuis Hippocrate, ont fait
beaucoup d'usage de ces remèdes : on trouve dans
Myrepsus, *Ind. medic.*, *cap.* 7, la formule d'un
emplâtre *rubéfiant* appelé *anthemeron*, de l'invention d'Asclépiade, donnée pour un remède
souverain dans les hydropisies. Les myrobolans,
la litharge, le nitre , le vinaigre, la résine, etc.,
entrent dans la composition de ce remède. Aëtius
donne encore l'*iberis* ou le *cardamum* mêlé avec
du sain-doux, comme un rubéfiant très-utile,
recommandé par Archigène. Voyez *Tetr.* 1, *serm.*
3, *c.* 184. Les médicamens appelés *acopes* four-
nissent encore des rubéfians dans plusieurs maladies chroniques. *Voyez Galien, de Comp. med.,*

lib. VII. Les cataplasmes en donnent également
de très-bons. *Voyez* sur-tout dans Galien, *ibid.*,
p. 927, le cataplasme pour les pleurétiques, inti-
tulé *Pharmianum.* Dans Arétée, liv. II, c. 5, *de
curat. profluv. serm.*, un cataplasme rubéfiant qui,
en rougissant la peau, y produisait encore des
taches appelées *jonthos;* ce dernier remède est
une composition de bois de laurier. Paul d'Ægine,
de re med., lib. VIII, cap. 19, donne, d'après
Alexandre, la formule d'un liniment rubéfiant,
où entre l'encre à écrire, *ex atramento scriptorio,*
et qui est très-vanté dans les migraines. Quelques
modernes ont employé les cantharides, le sain-
doux, le savon, le sel, etc., dans les rubéfians.
Voyez J. Heurnius, *Method. ad prax.* Wepfer propose contre la migraine, à titre de *rubéfiant* très-
léger, un morceau de veau rôti et trempé dans
l'esprit de vin, où l'on aura fait macérer de la
graine de moutarde, *liv. V, observ.* 53. Voyez
Musgraw. de Arthritide, pour des rubéfians employés dans la goutte. On pourrait compter parmi
ces remèdes l'emplâtre de *caranna* que Sydenham
a fait appliquer avec succès à la plante des pieds,
dans le *chorea sancti Viti.* Voyez Sydenham, *Op.*
p. 180. Quelques onguens, quelques huiles odorantes et quelques poudres, de même que le
diacopregias de Cœlius Aurelianus, qui n'est que
la poudre de crotin de chèvre, délayée dans du
vinaigre ou du *posca*, peuvent passer pour rubéfians.

Les rubéfians conviennent, outre les maladies
dont nous avons déjà parlé, dans les ophtalmies,
les *vertiges*, la léthargie, les angines et dans
quelques affections des reins. *Voyez dans Oribase.*
Duret observe néanmoins qu'on ne doit faire
usage des *phœnigmes* dans la léthargie, qu'autant
que le malade se trouve enseveli dans un som-
meil profond et continu, ou qu'il est assoupi au

point de ne pouvoir être autrement excité ; car,
dit-il, *ubi vigiliarum vicissitudo est per* ÉCLAMPSIN,
*id est micationem caloris febrilis, tutus non est
phœnigmorum et sinapismorum usus.* Voy. *Hollier,
p.* 61. *De morb. intern., lib. I, cap. de letharg.*
On peut inférer de ce passage, qu'en général
dans le cas de chaleur fébrile, il n'est pas prudent
de faire usage de ces remèdes.

Les rubéfians sont ordinairement, avec les
dropaces, les précurseurs des sinapismes, c'est-
à-dire, qu'avant d'en venir aux sinapismes, on
emploie d'abord les premiers pour préparer la
partie. Par cette dernière raison, ces remèdes
entrent encore dans la méthode ancienne de
traiter certaines plaies.

Les *rubéfians* peuvent s'appliquer sur presque
toutes les parties du corps, ce qui est un privi-
lége commun à tous les topiques d'une vertu
faible. Leur effet consiste à mordre légèrement
sur la peau, à y exciter de l'irritation, de la chaleur et à produire quelques petites révulsions.
Les anciens avaient coutume, après l'administration de ces remèdes, de laver le malade, ou de
le mettre dans le bain, ou enfin de frotter la
partie avec des huiles chaudes.

Les *fomentations,* tant sèches qu'humides, sont
de bons épispastiques rubéfians : en relâchant les
pores, comme disaient les anciens, en redonnant
du ton à la peau et au tissu cellulaire par un
léger stimulus des nerfs, elles procurent des révulsions très-utiles dans les transpirations et
sueurs arrêtées, dans le tétanos, les fièvres exanthémateuses, comme la petite-vérole, dans les
angines, etc. Les anciens employaient ordinairement dans les vertiges les fomentations sur toute
la tête, mais avec la précaution de ne pas y employer des matières qui eussent une mauvaise
odeur. Mercatus, *de febre pestil. et malig., l. VIII,*

p. 459, recommande, pour attirer la matière des
bubons pestilentiels, les fomentations avec des
éponges imbibées d'une décoction de plantes aromatiques et un peu âcres. Les anciens faisaient
encore des fomentations sur les plaies qu'ils vou-
laient amener à suppuration, avec des sachets de
lin remplis de fiente de pigeon ou d'excrément de
chien réduit en poudre *(V. dans Arétée, passim)*.
Les vapeurs de certaines plantes aromatiques,
conduites par un tuyau dans différentes cavités
du corps, sont des fomentations très-usitées par
Hippocrate dans quelques maladies des femmes.
Les jeunes animaux ouverts ou fendus par le milieu
du corps, et appliqués encore tout chauds sur
une partie, sont des espèces de fomentations
rubéfiantes qu'on a souvent employées avec succès.
Arculanus, *Comment. in lib. IX Rhas.*, *pag.* 141,
attribue éminemment cette vertu épispastique
rubéfiante aux lésards appliqués à demi-morts
sur les parties; il prétend même que ce remède
est capable d'en extraire les corps étrangers qui
peuvent s'y être plantés ou introduits.

Les fomentations s'appliquent comme rubéfians
sur tous les endroits du corps, excepté, suivant
Galien, la région précordiale, où il serait à craindre qu'elles n'attirassent les superfluités du corps
sur le foie ou sur quelque autre viscère voisin :
mais on peut se mettre à l'abri de ce danger, en
purgeant auparavant le malade, suivant la pratique d'Hippocrate, qui avec cette précaution ne
faisait point difficulté, dans le traitement des
fièvres, d'appliquer de pareils remèdes sur cette
région. *Voyez de rat. vict.* Il est prudent néanmoins de ne pas employer des fomentations trop
chaudes sur les hypocondres dans quelques maladies de la tête, sur-tout dans la phrénésie. *Voyez
Alexandre de Tralles*, *lib.* 13, *de phrenet.*

Les épithèmes et toutes les variations de ces

remèdes, comme les écussons, etc. , sont encore
des rubéfians qu'on emploie avec succès contre
les douleurs de côté dans la pleurésie , quelques
palpitations du cœur, et un grand nombre d'autres affections. On a quelquefois obtenu avec
ces remèdes des révulsions très-utiles dans des
fièvres opiniâtres. Boyle raconte qu'il s'est guéri
d'une fièvre continue violente qui avait tenu
contre toutes sortes de remèdes, en s'appliquant
au poignet un mélange de sel , de houblon
et de raisins de Corinthe. Les Egyptiens, au
rapport de Prosper Alpin, se guésissent de fièvres
intermittentes , en s'attachant aux poignets, une
heure avant l'accès, un épithème d'ortie broyée,
de sel ou de nitre. *Vide de med. Ægypt., pag.* 319.
On lit dans les Commentaires des aphorismes de
Boerhaave par Van-Swieten, qu'un paysan gué-
rissait les fièvres intermittentes , en mettant dans
la main, et y fixant par un bandage, de la pulpe
de ranuncule. *Voyez tom. III, pag.* 519 *et* 520.

Les briques chaudes, les murailles des fours,
sont encore autant de rubéfians épispastiques ou
d'épithèmes chauds. A l'égard de l'application des
épithèmes, ils ont cela de particulier, que d'ordinaire on ne les applique que sur les parties
du milieu du corps, *mediis partibus,* comme sur
le foie, la rate, etc.

Les cacuphes procurent encore, comme rubéfians, de très-grands soulagemens dans les surdités,
les faiblesses de nerfs, les abolitions de mémoire,
maux de tête continuels, etc.

Les bains chauds, soit naturels, soit médicinaux,
sont, parmi les épispastiques rubéfians, des remèdes salutaires, qu'on peut employer dans l'état
sain comme dans l'état malade. Ils conviennent
principalement dans quelques amaigrissemens,
dans quelques maladies aiguës, dans les excrétions
de la peau arrêtées, et dans beaucoup d'autres

indispositions de cet organe. Dans ces derniers
cas même, ils sont très-souvent préférables aux
remèdes internes, ainsi que l'ont éprouvé plusieurs
praticiens, et que le dit Hippocrate à l'occasion
d'un nommé Simon, *de epidem., lib. V, sect. 2.*
Voici ce passage : *Latas pustulas non admodum
pruriginosas, quales Simon hieme habebat, qui
cum ad ignem inungeretur aut calida lavaretur,
juvabatur ; vomitus non juvabant.*

Les *bains de vapeurs* peuvent encore être re-
gardés comme des bains chauds de l'utilité la plus
reconnue dans bien des maladies; ils sont quelquefois d'autant plus efficaces, que ces vapeurs sont
chargées de quelque principe subtil, qui s'élève
par l'ustion de certaines substances aromatiques.
S'il faut en croire Zacutus Lusitanus, il croît
sur les montagnes du Pérou une plante graminée
que les naturels appellent *iche*, dont la vapeur
a la vertu d'attirer le reste de mercure qui peut
se trouver dans le corps de ceux qui viennent
d'être traités de la vérole, en sorte que ces personnes suent exactement le mercure qui leur sort
par toute la peau en forme d'efflorescence. *Quare
œgri intra Conopœum, hujus paleæ fumo, sensim
ac sine sensu sudoris in modum per totam corporis
superficiem mercurium exsudant. Vide Prax. med.,
admirab., lib. II, pag.* 75, *obs.* 137. Il ne manque
à ce fait qu'un peu plus de vraisemblance, pour
mettre les vapeurs de cette plante au rang des
épispastiques rubéfians les plus merveilleux.

Les *bains de fourmis, de sable ; les aspersions
avec du sel, du nitre, les insolations, etc.*, sont
encore comme autant de bains chauds qui doivent
être comptés parmi les puissans rubéfians.

Ici reviennent également les demi-bains, *semi-
cupium* ; l'insession, *insessus* qui en est une espèce;
le *stillicidium*, l'*irrigation*, etc. *Voyez Hippocrate*,

*Celse, Galien, Cœlius Aurélianus, Prosper Alpin,
de méd. meth., et autres.*

Le *pediluvium* ou bain des pieds : c'est encore
un rubéfiant de l'espèce des derniers que nous
venons de nommer ; il est renommé par les révulsions salutaires qu'il opère dans les maladies quelquefois les plus désespérées. Cette grande efficacité
est fondée sur la correspondance admirable des
pieds avec toutes les cavités du corps. Les phénomènes de cette correspondance, nous osons l'a-
vancer, doivent être pour le praticien une source
féconde d'indications relatives à la température
des pieds dans les malades. Qu'on lise là-dessus
Hippocrate, *de rat. vict. in acut., sect. 4, pag.* 398;
et parmi les modernes, Baglivi, *de fibr. motr.,
lib. I, c.* 10. Combien de mélancoliques, de va-
poreux, de personnes tourmentées de vomissemens habituels, qui eussent reçu d'un bain des
pieds un soulagement qu'on n'a jamais pensé à
leur procurer, faute d'attention à ces principes !

Quant aux précautions à observer dans l'administration de toutes sortes de bains en général, la
première est celle que nous avons dit une fois pour
toutes devoir toujours aller avec l'usage des vésicatoires ; c'est de pourvoir à quelques évacuations
préalables ; en second lieu, les corps impurs ne
sont pas faits pour les bains, *corpora impura non
balneanda ;* enfin, il est des cas qu'il faut avoir
bien soin de distinguer, où, suivant cet autre précepte des cinquième et septième livres ; *epidem.*,
d'Hippocrate, l'eau chaude appliquée aux pieds
peut être nuisible aux yeux et au cerveau.

Les frictions, ces ressources simples et heureuses,
occupent parmi les rubéfians une place très-dis-
tinguée. Tout ce qui peut intéresser la curiosité
du médecin dans l'histoire de ces remèdes, méri-
tant d'être connu, et se trouvant renfermé dans

une dissertation de M. Loelhoëffel, imprimée à
Leyde, au mois de Juin 1732, nous allons trans-
crire ici la plus grande partie de l'extrait qu'on
en trouve dans le *Journal des savans, Février* 1734.

. « Hippocrate établit différentes frictions de la
peau, l'une forte et l'autre douce, l'une continue
et l'autre qui se fait à diverses reprises. La première, selon lui, durcit le corps, la seconde
l'amollit, la troisième l'exténue et la quatrième
rétablit ce qui s'en est dissipé de trop. La première
ne convient pas aux gens secs et d'un tempérament
chaud, mais est très-propre aux personnes d'une
constitution humide et froide; la seconde est nuisible à ceux qui ont la chair lâche, et convient
à ceux qui l'ont remplie d'obstructions et de du-
retés; la troisième fait du bien aux personnes
replettes; et la quatrième, beaucoup de tort à
celles qui n'ont ni trop ni trop peu d'humeurs ».

· « Les médecins qui sont venus après Hippocrate
ont établi d'autres différences dans la friction,
par rapport aux lieux et aux autres circonstances;
les unes se font en plein air, les autres dans la
chambre; les unes à l'ombre, les autres au soleil;
les unes dans un lieu chaud, les autres dans un
lieu froid; les unes au vent, les autres à un air
tranquille; les unes dans le bain, les autres devant
ou après le bain; les unes avec de l'huile, les
autres sans huile; les unes avec les mains simplement, les autres avec des linges; et celles-ci avec
des linges rudes ou avec des linges doux ».

« Ils ont encore distingué les frictions par rapport aux différens sens dans lesquels elles se pra-
tiquaient : les unes se faisaient de haut en bas,
les autres de bas en haut; les unes en ligne directe,
les autres en ligne oblique; les unes absolument
en travers, les autres un peu moins horisontale-
ment; toutes différences qui leur ont paru si
essentielles à observer, qu'ils ont cru devoir les

exposer par une figure qui se voit dans Galien, *lib. II, de sanitate* ».

« Ce dernier prétend qu'en faisant les frictions en ces différens.sens, et les faisant exactement, toutes les fibres des muscles s'en ressentent. Quelques médecins de son temps croyaient que la friction qui se faisait transversalement, resserrait les parties, et leur procurait de la fermeté; que celle au contraire qui se faisait en ligne directe, les raréfiait et les relâchait : mais Galien les accuse en cela d'ignorance ».

« Plusieurs ont voulu déterminer le nombre des frictions qu'il fallait faire dans chaque maladie; mais Celse rejette cette pensée comme absurde, et remarque que c'est sur les forces, sur le sexe et sur l'âge des malades, que ce nombre doit se régler ; en sorte, premièrement, que si le malade est bien faible, c'est assez de cinquante frictions, et que s'il a beaucoup de force, on en fait faire jusqu'à deux cents ; secondement, que si c'est une femme, il en faut moins que si c'est un homme; troisièmement, que les enfans et les vieillards n'en peuvent pas souffrir un aussi grand nombre que les personnes d'un âge médiocre ».

« Notre auteur passe ici aux frictions qui sont en usage chez les Egyptiens; ils font les unes avec les mains enduites de sésame, les autres avec des linges cruds, et les autres avec des lambeaux d'étoffe de poil de chèvre (on peut encore en faire avec de l'amianthe). Quant à celles qu'ils pratiquent avec des linges, voici ce qu'ils observent; ils font asseoir le malade dans un siége haut, et lui frottent trois à quatre fois tout le devant du corps, commençant par les pieds, les jambes, les cuisses, continuant par le ventre et les côtés, et finissant par le haut du tronc et par les bras, sans excepter les doigts qu'ils frottent avec un soin extrême les uns après les autres.

Après avoir ainsi passé en revue tout le devant du corps, ils font étendre le malade tout de son long, le ventre contre terre, et procèdent de la même manière à la friction de cette partie du corps ; la friction faite, ils en recommencent d'autres avec l'étoffe de poil de chèvre ».

« Les Indiens orientaux emploient les frictions contre plusieurs maladies, et principalement contre une espèce de paralysie à laquelle ils sont sujets, et qui leur cause un tremblement général de tout le corps. Ce sont des frictions fortes et douloureuses ; ils se servent du même remède contre une sorte de convulsion qui leur est familière, laquelle leur resserre tellement le gosier, qu'ils ne peuvent ni boire ni manger, et les emporte en peu de jours, après leur avoir fait souffrir des tourmens inexprimables ».

« Les Indiens occidentaux, et sur-tout les Brasiliens, ne connaissent presque d'autres remèdes que la friction contre les maladies chroniques ; ils commencent par frotter tout le bas-ventre, si la maladie est causée par des embarras dans cette partie ; mais si elle vient d'obstructions qui soient dans la tête ou dans la poitrine, ils pratiquent la friction sur tout le corps généralement, en y employant l'huile de tabac ou de camomille, dans laquelle ils ont fait macérer un peu d'encens ».

« Les dames d'Egypte, comme l'écrit Prosper Alpin, dans son livre *De medicina Egyptiorum*, c. 8, ont recours à certaines frictions douces pour s'empêcher de maigrir ; l'auteur rapporte sur le même sujet, l'usage qui s'observe en certains endroits d'Allemagne pour engraisser les cochons ; on les lave d'abord avec de l'eau, pour en attendrir la peau, puis on leur fait plusieurs frictions, etc. ».

M. Loelhoeffel donne encore la manière dont il est d'avis qu'on administre les frictions dans

les maladies qui dépendent d'une disposition
cacochimique; il veut en premier lieu qu'on fasse
la friction de tout le corps trois ou quatre fois
par jour, et qu'on frotte principalement l'épine
et le bas-ventre; en second lieu, que le malade,
après avoir été frotté, porte une chemise de grosse
toile, et que cette chemise ait été passée à la
fumée de quelques herbes ou de quelques gommes
aromatiques; il croit que la friction peut suppléer
quelquefois à la saignée, pour donner certaines
déterminations au sang; pour cela, on fait des
frictions, ou de la tête aux pieds, ou des pieds
à la tête, soit directement, soit obliquement. Les
frictions transversales peuvent encore servir à
rappeler le sang d'une partie sur une autre, selon
la partie où on les commence, et celle où on
les finit, etc.

Les frictions conviennent dans l'hydropisie,
l'anasarque, le rachitis, l'épilepsie, les maux de
tête, etc. Elles sont propres sur-tout à rétablir la
distribution du suc nourricier dans les corps
maigres et exténués, en redressant ou érigeant,
pour ainsi dire, le système des nerfs, et par une
suite de cette érection dilatant les vaisseaux et
les cellules du tissu muqueux : c'est Hippocrate
qui nous l'apprend en ces termes, *quæ natura
solida sunt, dum fricantur, in se coguntur, cava
vero augescunt.* Voyez *De rat. vict. in acut.*, *lib. II,
sect.* 4, *pag.* 364. Du reste, ce sont toujours à peu
près les mêmes précautions dans l'administration
de ces remèdes que dans l'administration des
autres.

En considérant ainsi les frictions par le frot-
tement irritant procuré aux solides, il semble
qu'on pourrait y joindre les promenades circu-
laires, droites, obliques, les gestations, et autres
secours de la gymnastique, mis en usage par les
anciens, pour procurer des révulsions favorables.

L'électricité, en l'adoptant avec le degré de
certitude et de vraisemblance que peut lui donner
ce qu'on a dit jusqu'ici des guérisons opérées
par ce moyen, mérite d'être désignée dans cette
classe.

Des dropaces. Les dropaces et les différentes
compositions de ces remèdes qu'on trouve chez les
auteurs, sont des épispastiques un peu plus forts
que ceux de la classe précédente. On les emploie
dans les vomissemens habituels, les digestions
paresseuses, le flux céliaque, les paralysies, et
généralement dans toutes les maladies où peuvent
convenir les sinapismes que nous avons dit qu'ils
précédaient conjointement avec les rubéfians proprement dits. Le dropace a néanmoins cela de
particulier, qu'on le réapplique quelquefois après
le sinapisme.

Ces remèdes sont confondus par les auteurs
avec les pications et les psylothes.

Le tondre et le raser sont encore des épispastiques de cette classe. Les anciens les employaient
très-souvent dans la vue d'augmenter la transpiration de la tête, ou d'en attirer les humeurs
en-dehors : dans beaucoup de cas, ils regardaient
comme un remède très-puissant de faire raser la
tête à contre-poil. *Voyez dans Oribase, De tonsura
et de rasione, c.* 15. Quelques-uns veulent encore
qu'on rase la tête dans la phrénésie : mais tous
les auteurs ne sont pas d'accord sur ce point.
Voyez dans Forestus, l. II, p. 408. On peut juger
de l'impression de ce remède sur les tégumens
de la tête par la chaleur, le coloris de santé et
l'embonpoint momentané du visage, qui arrive
à bien des personnes immédiatement après s'être
fait faire la barbe.

On rasait anciennement les parties pour les
préparer à l'opération des topiques, tels que les
emplâtres, les fomentations, les ventouses, etc.

On rase encore la tête dans les ophtalmies, et avant que de scarifier.

Le raser de la tête mérite des considérations particulières dans certaines maladies, en ce que quelques auteurs ont observé que ce remède portait sur la vessie.

L'avulsion des poils des aisselles et de la lèvre supérieure dans quelques cas, peut encore être rangée parmi les épispastiques de cette classe.

Des sinapismes. Ces remèdes, ou du moins les compositions qui portent le nom de sinapismes, ont été pour les anciens, ce que sont pour les modernes les vésicatoires proprement dits, ou emplâtres vésicatoires, que nous trouverons à la fin de cette classe; leur vertu est réellement vésicatoire, c'est-à-dire, âcre et piquante, au point d'exciter quelquefois assez promptement des vessies sur la peau.

Les anciens, principalement Arétée, ont fait le plus grand usage des sinapismes dans un nombre infini de maladies.

On emploie ordinairement ces remèdes dans les maladies soporeuses, les vertiges, les céphalalgies, les syncopes, etc. *Voy. dans Arétée, passim;* et on les applique sur presque tous les endroits du corps. Les méthodiques, à l'exemple de Thessalus, appliquaient très-utilement encore les sinapismes autour des ulcères provenant d'une cachexie dans la partie. *Voyez Prosper Alpin, De med. method.*

On peut rapporter au sinapisme tous les médicamens âcres, irritans, etc., donnés dans le dessein de faire des révulsions des parties supérieures aux inférieures; tel est l'emplâtre diascordon ou fait avec des aulx, les préparations avec des ognons, des figues sèches, etc., appliquées sur les jambes et autres parties du corps.

Les lavemens âcres et irritans appartiennent

également au sinapisme; car attendu la continuité
de la cavité des intestins avec la surface du corps,
on peut regarder ces derniers remèdes comme
topiques. Arétée les recommande pour faire révulsion de la tête vers le bas dans la phrénésie.
Voyez cap. de phrenetid. Zacutus Lusitanus dit
s'en être servi avec succès dans la dysenterie.
Observat. 20, *lib. II.*

Les illitions de l'anus avec des linimens âcres,
sont de ce nombre, de même que les glands ou
suppositoires, quelques pessaires, l'application
de l'ail sur ces parties, que tout le monde sait
être un stratagème usité dans bien des occasions
pour se procurer la fièvre, etc.

Les masticatoires, les apophlegmatisans, les
collutoires piquans, âcres, les errhins, sur-tout
le tabac (qui par parenthèse ne saurait être un
remède pour la plupart de ceux qui sans aucune
incommodité se sont condamnés à cette espèce
de vésicatoire continuel) sont encore de cette
classe.

Les urtications conviennent avec les sinapismes
par les rougeurs, les enflures, les démangaisons
qu'elles excitent, de même que par les autres
effets ultérieurs; elles sont quelquefois très-efficaces dans les apoplexies, les léthargies, etc.
Celse en recommande l'usage dans la paralysie.
V. cap. 27. Arétée, dans la curation de la léthargie,
les employait sur les jambes. *V. Arétée, de curat.
morbor. acut. lib. I, c. 2, de curat. letharg.* Elles
peuvent encore être fort utiles dans les gales
répercutées, etc., mais en général il faut prendre
garde de ne pas les employer sur les articulations.

On pourrait joindre ici les remèdes employés
par les anciens sous le nom d'*empasma, empas-
mata,* qui procuraient de fortes démangeaisons.
Voy. Oribas., Med. collect. l. X, cap. 31.

Les flagellations et les verbérations de toutes

espèces; elles étaient anciennement très en usage
dans les amaigrissemens, les maladies soporeuses,
et dans beaucoup d'autres cas. On pratiquait cette
òpération avec de petites verges légèrement enduites de quelque matière qui aidât au stimulus
du fouet, comme la poix, et on cessait de frapper,
lorsque les chairs commençaient à se tuméfier.
Les anciens avaient poussé le rafinement sur
l'administration de ces remèdes, jusqu'à faire
plusieurs espèces de flagellations qui étaient autant de modes, autant de diminutifs de la flagel-
lation proprement dite ; telle était leur *epicrusis*
ou *catacrusis*. Il y avait même à Rome une sorte
de gens qui reviennent à nos bateleurs ou à nos
charlatans (*mangones*), qui faisaient métier
d'appliquer les flagellations sur les enfans en
charte. Galien en rapporte un exemple : *ad hunc
modum*, dit-il, *mango quidam proxime nates
pueri fame consumptas, brevi auxit, percussu
mediocri quotidie usus, aut saltem alternis diebus.
Voyez method. med., lib. XIV, c.* 16. Pline nous
apprend encore qu'on fouette utilement dans la
rougeole avec des branches de sureau. *Boa ap-
pellatur morbus papularum cum rubent corpora,
sambuci ramo verberantur. Voyez Histor. nat.*
Ici peut également convenir l'expédient que propose Heurnius, dans la curation de la léthargie,
c. 11, *de letharg. lib. de morbis capitis*, et qui
consiste à enduire de miel le visage du malade,
pour l'exposer ensuite à la piqûre des abeilles,
quo rostellis muscæ flagellent. A la vérité, l'auteur
ne désigne que les gens de la campagne, *rustici*,
sur qui l'on puisse tenter ce remède.

Les titillations à la plante des pieds, trouvent
encore place ici. On sait qu'elles sont quelquefois
de puissans révulsifs dans les apoplexies et autres
maladies soporeuses.

Les *ligatures* sont des épispastiques très-efficaces,

qui conviennent d'ailleurs avec les sinapismes,
par les rougeurs, les inflammations ou enflures
qu'elles occasionnent. Oribase nous a conservé
la manière dont on les appliquait anciennement.
« Nous prenons, dit-il, des bandes un peu larges,
faites de laine simplement torse, ou de quelque
autre étoffe mieux tissue et plus serrée, ou enfin
nous y employons les vieux habits, les étoffes
usées. Nous entourons de ces bandes les extrémités, en ayant l'attention de ne pas meurtrir
les chairs, et de serrer mollement, de manière
que la ligature soit serrée, ce qui se fera toujours
bien si les bandes sont larges, et d'une étoffe
douce : mais après la seconde compression, il faut
serrer encore davantage; et il n'y a pas à craindre
de blesser les chairs qui ne seront jamais que
comprimées. Le meilleur signe pour reconnaître
que la compression est bien faite, c'est lorsque les
chairs qui sont autour des parties comprimées,
s'élèvent et deviennent rouges; alors en nous
réglant sur le battement des vaisseaux, nous
serrons de plus en plus, et prenons bien garde
que les parties ne s'engourdissent, et de ne point
occasioner de douleur ». *V. Med. collut.*, *l. X*,
c. 18.

Les *ligatures* se varient suivant les maladies
et l'intention du médecin, dans les hémoptysies :
Arétée recommande de lier les pieds au-dessus
des malléoles jusqu'au genou; et les mains, depuis tout le bras jusqu'au coude. *V. De curat.
acut. morb.*, *l. II*, *c.* 2. Dans la dysenterie, Aëtius
propose de lier fortement avec des bandes larges
les bras du malade, à commencer depuis le haut
de l'*humérus*, jusqu'à l'extrémité des doigts. *V.
Lett. III*, *serm.* 1, *chap.* 41. Les méthodiques
employaient les ligatures sur les articulations,
sur les bras et les cuisses, dans la vue de détourner
le sang dans les hémorragies. *V. Prosper Alpin*,

De med. method. lib. XII, c. 4. Erasistrate est
d'avis qu'en pareil cas on les fasse aux aînes et
aux aiselles. Celse, et après lui le rabbin Moyse,
5 *aphor.*, veulent que dans les céphalalgies, la
tête soit promptement serrée avec des bandes.
V. Mercurialis, c. 17, *p.* 95, *de affectibus capitis.*

Les *ligatures* s'emploient encore dans les lé-
sions ou abolitions de mémoire, dans beaucoup
de vices des fonctions de l'estomac, et de quelques autres organes. Un homme sur qui l'on avait
inutilement tenté pendant quinze jours toutes
sortes de remèdes pour lui arrêter le hoquet,
fut enfin guéri en lui serrant fortement les hypocondres et l'estomac avec une serviette. *Voyez
Aquitan. miner. aq., pag.* 23. Les ligatures seraient
donc encore des espèces de toniques.

Les *ligatures*, ou les liens dolorifiques, n'ont
pas moins de succès lorsqu'il s'agit des révulsions
dans les hémorragies, ou dans le flux immodéré
de quelques autres humeurs. Forestus rapporte
là-dessus une observation qui paraîtra d'autant
plus singulière, que le remède, à ce qu'il prétend,
fut enseigné par une femme. C'est à l'occasion
d'un flux de semence chez quelque noble. *Quando
dormitum ibat nobilis, ligabat filum vel chordulam
ad collum, quæ chordula descendebat usque ad
collum virgæ, et cum ea virgam ligabat, non
multum stringendo; et quando in somno inflabatur
et erigebatur membrum, propter ligaturam illius
chordulæ dolorem virgæ incurrebat, et sic excita-
batur ut semen in somno non rejiceret, et ita fuit
curatus.* Voyez *De penis ac virgæ vitiis*, *l. XXVI,
obs.* 17. On peut rapporter ici les ligatures au
prépuce, pratiquées par les méthodiques. *Voyez
Prosper Alpin, De med. method., lib. XII*, c. 4,
les distorsions des doigts, et généralement tous
les dolorifiques employés à titre d'épispastiques
ou attirans.

Les *ventouses :* elles élèvent la peau en tumeur, et y occasionnent des vessies, si on les laisse trop séjourner sur la partie. Ce sont de puissans épispastiques dans l'apoplexie, la frénésie, les cardialgies et plusieurs autres maladies.

Les *succions*, *suctus*, sont encore mises, par quelques auteurs, au nombre des épispastiques; tels sont les suçons de toute espèce, la pratique des Psylles et des Marses pour attirer au-dehors le venin des plaies. Quelques auteurs y joignent les extractions de l'air, du pus et autres matières qui peuvent être contenues dans des cavités du corps, par le moyen des seringues, des soufflets, etc., dont on voit que les effets sont purement mécaniques. *Voyez Mercatus, De rect. præsid. art. med. usu, lib. II, c. 8.*

Les sangsues peuvent être regardées comme des espèces de ventouses ; elles sont révulsives par le stimulus de leur morsure ou de leur succion ; elles procurent en même-temps des dérivations très-utiles. Zacutus Lusitanus parle d'une femme qui, étant tombée dans une violente épilepsie à la suite d'un accouchement laborieux qui avait été suivi d'une suppression des règles, fut guérie par l'application de trois sangsues à la vulve. *Voy. page* 6, *observ.* 26. On a vu depuis, quelques exemples de guérisons de cette nature. Les sangsues appliquées à la marge de l'anus font encore beaucoup de bien dans la suppression du flux hémorroïdal.

Les *vésicatoires proprement dits*, ou les *emplâtres vésicatoires.* Voici les premiers épispastiques modernes, ceux qu'il arrive assez souvent à nos praticiens d'employer, et dont on ne fait peut-être pas toujours assez d'usage. Ce que nous avons dit jusqu'à présent des autres vésicatoires en particulier, ne pouvant être regardé, par l'oubli où la plupart de ces remèdes sont tombés, que

comme une historique accessoire de l'exposition
de ceux-ci, nous devons donc étendre cette exposition à tous les détails qui peuvent intéresser
la partie de ces remèdes la plus essentiellement
utile à connaître, c'est-à-dire, la partie qui con-
cerne la pratique; c'est ce que nous allons tâcher
de faire, en rapprochant et abrégeant, le plus
qu'il se pourra, les faits qui autrement nous me-
neraient trop au-delà des bornes déjà assez étendues de cet Essai.

Nous avons observé au commencement, que
le nom de vésicatoire n'était pas bien ancien.
Rolfinck est, si je ne me trompe, le premier ou
l'un des premiers qui s'en soient servis pour dé-
signer cette espèce particulière d'épispastiques.
Mais l'usage de ces remèdes a une date plus
ancienne; elle peut se rapporter au temps d'Archigène, qui, comme on le voit par un fragment
qu'on trouve sous son nom dans Aëtius, a très-
parfaitement connu les vésicatoires avec cantharides. « Nous nous servons, dit Archigène dans
ce fragment, d'un cataplasme où entrent les cantharides, lequel fait des merveilles toutes les fois
que par des petits ulcères qu'il excite, il coule
pendant long-temps de la sanie ». *Voyez Aëtius,
Tetr. serm.* 2°, *cap.* 40. Arétée et quelques autres,
ont encore fait usage des mêmes remèdes dans
leur pratique. A l'égard d'Hippocrate, qui a parlé
de ces insectes ou mouches, comme propres à
des médicamens internes, et qui d'ailleurs les
employait dans quelques pessaires, il ne paraît
pas qu'il leur ait connu la propriété d'être vésicatoires au-dehors. Cette introduction des cantharides dans les épispastiques ne changea pourtant
rien à la dénomination de sinapisme, que les
anciens leur ont toujours conservé, à l'exception
de quelques auteurs, comme Dioscoride, Alexandre
de Tralles, etc., qui ont quelquefois donné à cette

sorte de sinapismes le nom de *diacantharidon.*
Rien n'empêche donc qu'on ne rapporte aux vésicatoires proprement dits, la plupart des choses
de pratique qu'on trouve sur les vésicatoires anciens avec addition de cantharides.

Les vésicatoires que nous employons aujour-
d'hui, sont formés d'un emplâtre dont la composition est variée dans presque tous les auteurs,
mais sur laquelle on peut s'en tenir à la formule
suivante, qu'on trouve dans la Pharmacopée de
Paris, sous le titre d'*emplâtre épispastique,* savoir,
prenez de poudre de cantharides quatre onces,
de poudre d'euphorbe quatre drachmes, de la poix
de Bourgogne et de térébenthine, de chacune
six onces, de cire jaune deux onces; faites fondre
la cire, la térébenthine et la poix, et après les
avoir retirées du feu, mêlez-y les poudres en
remuant jusqu'à ce que le tout soit réduit en
consistance d'emplâtre. Il est encore fait mention
dans le même livre, d'une pâte épispastique em-
ployée comme vésicatoire, et qui est composée,
savoir, de levain très-fort deux onces, de poudre
de cantharides trois drachmes; mélangez le tout
ensemble pour en faire un emplâtre. Cette dernière composition est plus faible que la précédente : mais on peut y suppléer en augmentant
la dose de la poudre des cantharides; cette augmentation est même très-utile dans toutes les
compositions des vésicatoires, lorsqu'on veut obtenir un effet plus prompt de l'administration de
ces remèdes, et elle n'exige pas l'attention de
veiller, s'il est permis d'ainsi parler, le vésica-
catoire, pour que son action n'aille pas trop loin.
On peut encore ajouter l'euphorbe aux cantharides, ainsi que le recommande Rivière, pour
donner plus d'activité aux vésicatoires. La précaution de n'employer que le tronc des cantharides,
c'est-à-dire, d'en rejeter les pieds et les ailes, suivant

le précepte d'Hippocrate, ne paraît pas fondée;
aussi la plupart des modernes emploient-ils le
corps entier de ces insectes, sans qu'il en résulte
aucun inconvénient.

L'effet des cantharides est éminemment actif ou
propre aux corps vivans; car elles n'agissent point
sur les cadavres. « Les vésicatoires, dit le célèbre
auteur des *Recherches sur le pouls*, donnent une
secousse générale au genre nerveux; ils excitent
une disposition inflammatoire; ils fixent le courant des humeurs et les traînées irrégulières des
oscillations; ils donnent du ressort à tout le
parenchyme des parties dans lesquelles séjourne
le suc nourricier, etc. ». *Voyez pag.* 307 *des
Recherches.* Tous ces effets se déduisent naturellement de la théorie que nous avons déjà exposée.
Baglivi a donné sur cette matière un ouvrage qui
ne saurait être trop étudié : l'auteur y dit, entre
autres choses, que lorsque dans la pleurésie la
difficulté de cracher et de respirer surviennent,
il convient d'appliquer sans différer des vésicatoires aux jambes. Il assure que, d'un grand
nombre de malades qu'il a vu traiter par cette
méthode dans un fameux hôpital d'Italie, il en
est peu qui soient morts. A une expérience dé-
taillée, qui porte par-tout l'empreinte de la vérité
et de la candeur, Baglivi a l'avantage de joindre
la dialectique la plus forte, qu'il dérive de quelques passages du père de la médecine, principalement de celui-ci : « Dans les maladies de
poitrine, les tumeurs qui surviennent aux
jambes sont un bon signe, et il ne peut
rien arriver de plus favorable, sur-tout si cela
se fait après un changement dans les crachats».
*In pulmoniis, quicumque tumores fiunt ad crura,
boni; nec potuit aliud quidquam melius accidere,
præsertim si mulato sputo sic appareant. Liv. II,
prognost.* 67. Le génie de la nature conduisait

donc ici Baglivi, comme nous avons vu qu'il
avait conduit Hippocrate dans la découverte et
l'emploi de la plupart des remèdes épispastiques.
Il est encore un fait d'observation que Baglivi
ajoute comme un complément de preuves à tout
ce qu'il dit pour établir l'excellence de sa pratique ; c'est qu'après l'application des vésicatoires,
il a toujours vu le cours de ventre s'arrêter au
grand soulagement des malades : ce qui est également conforme à ce que nous apprend Hippocrate : » que les cours de ventre qui surviennent
dans les pleurésies sont presque toujours funestes;
car les crachats en sont supprimés, la difficulté
de respirer en est augmentée ; et le malade après
peu de jours, ou meurt, ou tombe dans une
maladie chronique ».

Sur toutes ces raisons, l'illutre Italien conclut
très à propos, contre ceux qui emploient sans
ménagement les purgatifs dans le commencement
des pleurésies : *Hinc clare patet*, dit-il, *quantum
à veritate aberrent , qui prætextu minerationis
cacochymiæ vel aliarum hujusmodi nugarum ,
statim in principio pleuritidum purgantia exhibent
tanto ægrorum detrimento. Pag.* 656*, cap.* 3 *, de
commodis ab usu vesicantium.* On peut ajouter à
ces témoignages de Baglivi sur les avantages de
l'administration des vésicatoires dans les maladies
de poitrine , celui de Willis, qui s'est également
exercé sur le même sujet , et qui se cite lui-même
dans son ouvrage, pour n'avoir jamais trouvé de
plus grand soulagement à une toux violente qui
le tourmentait habituellement , que l'application
des vésicatoires. Voici ses propres paroles : *Fateor
me sæpius tussi immani cùm sputo copioso et crasso
(cui originaliter sum obnoxius), correptum à nullo
alio remedio plus quam à vesicatoriis juvamen
recepisse ; itaque soleo dum iste affectus urget,
primo super vertebras cervicis, dein ulcusculis ibi*

sanatis infra aures, ac postea, si opus videbitur,
super hœmoplatea medicamina ephelkoumena *ap-*
plicare. Voyez sect. 3, cap. 3, *de vesicatoriis.*

Outre les effets généraux dont nous avons parlé,
les vésicatoires influent singulièrement sur le
pouls. *Voyez Recherches sur le pouls, pag.* 348.
On le trouve ordinairement toujours plus dur
qu'auparavant peu de temps après l'application
des vésicatoires. C'est une observation qu'avait
déjà fait Baglivi; mais il se développe sensiblement
quelques heures après, et c'est ordinairement un
heureux présage. L'application de ces remèdes
entraîne souvent encore des soubresauts des ten-
dons, des mouvemens convulsifs dans les membres,
des sueurs copieuses, des ardeurs d'urine, des
pissement de sang, etc. *Voyez Baglivi, parag.* 3,
de usu et abusu vesicantium, pag. 653. On observe également que ces remèdes affectent quelquefois la vessie : les anciens faisaient prendre en
conséquence du lait aux malades, afin de les
prémunir contre cet accident; et quelques modernes suivent encore cette pratique. *Voyez*
Huxham, Essai sur les fièvres. Mais on préfère
plus communément le camphre. Il est encore des
dispositions dans les sujets, relatives peut-être
encore au temps de la maladie, qui peuvent varier
les effets de ces remèdes; nous ne saurions mieux
le prouver que par le morceau suivant de l'histoire des maladies qui régnèrent en 1700 à Breslau,
consignée dans les Actes des érudits de l'année
1701 : *De ophtalmia hoc aiunt, quod membrum*
collegii hujus dignissimum apposito circa aurem
sinistram in loco oculo affecto vicino, vesicatorio,
duplex damnum percepit; quam primum cantha-
rides virtutem suam exercuissent, saporem in ore
sentire sibi visus est xibetho analogum, qui,
quoad vesicatoria eodem in loco relinquebantur,
perdurabat, et nauseam creabat; dolor in dies,

*imo horas singulas, vesicis humorem plorantibus,
exacerbebatur, et lippitudo adeo augebatur, ut
singulis momentis oculus aquam stillaret. Qua re
permotus vesicantia post triduum ex eo loco in
pedem sinistrum transferebat, ex quo duplex ite-
rum enascebatur observatio, quod intra nicthemeri
spatium, vesica emplastro etiam fortissimo, vix
excitari potuerit propter serum ad superiora ver-
sum; quod quamprimum vesicæ in pede stillare
incipiebant in momento quasi dolor oculi remitteret.*

En général, les vésicatoires s'emploient utilement (outre les maladies de poitrine dont nous
avons déjà parlé) contre les douleurs de tête, les
ophtalmies, les fluxions sur les dents, sur les
oreilles, l'épilepsie, la catalepsie, les phrénésies
symptomatiques, les petites-véroles dont l'érup-
tion est lente et difficile, dans les fièvres pour-
preuses, dans les douleurs rhumatismales, les
douleurs sciatiques, dans la goutte, etc. Ils sont
encore bons dans les fièvres pestilentielles, quoique quelques auteurs ne les approuvent pas dans
ces maladies. *Voyez Prosper Alpin, de medicina
methodica.*

Rivière les recommande beaucoup dans ces
dernières fièvres, de même que dans les malignes,
et il ne se borne pas à un seul vésicatoire, mais
il veut qu'on en mette jusqu'à cinq à la fois sur
différentes parties du corps. *Vide de febr., sect. 3,
c. 1.* Dans quelques douleurs de tête ou d'oreilles,
ces remèdes ont encore l'avantage de pouvoir être
appliqués sans nuire à la coction et à la suppuration des matières, comme le font les saignées,
qui, dans un pareil cas, furent funestes à l'homme
d'Halicarnasse dont parle Hippocrate. Enfin, dans
tous les cas où l'on a les solides à revivifier, pour
ainsi dire, à remonter toute la machine, à en
évacuer les sérosités épanchées qui sont trop éloi-
gnées des couloirs, ou qui ne peuvent pas y être

poussées par des solides qui ont perdu leur ressort, que le pouls est faible et intermittent, les
vésicatoires peuvent faire beaucoup de bien.

Ils sont également utiles pour procurer des
révulsions très-favorables dans quelques maladies
chirurgicales. Celse dit que, lorsque l'humeur
formant le cal dans les fractures est trop copieuse,
il convient d'appliquer au membre opposé un
sinapisme, c'est-à-dire, un vésicatoire, pour y
attirer une partie de cette humeur. *Voy. liv. VIII,
c.* 10.

On applique les vésicatoires à peu près sur
toutes les parties du corps, en évitant de les
placer sur les organes délicats. Les Anglais les
prodiguent ordinairement, ils en couvrent quelquefois toute la tête ; quelques autres médecins
de cette nation appliquent ces remèdes sur le
côté même de la douleur dans les pleurésies, et
ils y emploient un vésicatoire de la largeur de la
main. M. Pringle ajoute même, que, *si on l'applique à tout autre endroit, il peut augmenter la
maladie ; mais en agissant directement sur la partie, il résoud l'obstruction et écarte par là la fièvre.*
Voyez *Maladies des armées, tome I, page* 222.
Voilà une assertion qui n'est pas tout à fait conforme à celle de Baglivi, et que nous laissons
à discuter aux praticiens; il paraît cependant vraisemblable que la fièvre générale qu'excitent les
vésicatoires peut atteindre de par-tout les obstructions dont parle M. Pringle, principalement
quand l'application du remède se fait sur des parties qui correspondent à l'organe affecté ; or la
correspondance des extrémités avec la poitrine est
tous les jours confirmée dans la pratique par des
enflures aux jambes, dans les pleurésies, les périp-
neumonies, les phthisies, etc. Il semble d'ailleurs
que cette dernière méthode fait moins de violence
à la nature, qu'il est toujours prudent et utile de

suivre et de ménager : on ne voit donc pas comment elle pourrait augmenter la maladie ; sans parler de l'écartement de la fièvre, que M. Pringle paraît avoir à cœur, et dont beaucoup de grands médecins croient la présence nécessaire, au moins durant quelque temps, pour la coction des matières et leur expectoration.

Les contre-indications de l'application des vésicatoires sont les blessures à la tête, accompagnées de vomissemens et de la perte des sens, la présence ou la menace des convulsions, le délire, la fièvre aiguë, l'état de grossesse, l'écoulement des menstrues, etc., certains tempéramens chauds et ardens. *Voyez Baglivi, c.* 2, §. 2, *de usu et abusu vesicant.* Baglivi ajoute les climats chauds, comme ceux de Rome ; mais il paraît que cette crainte est vaine : il n'y a dans ce cas qu'à modérer la dose des cantharides. C'est avec cette précaution qu'on les emploie tous les jours dans quelques Provinces méridionales du royaume, où les chaleurs ne sont guères moins vives qu'en Italie. Outre ces cas indiqués par Baglivi, dans les maladies de poitrine qui se manifestent par une douleur fixe et une espèce d'engourdissement, les vésicatoires sont mortels, suivant Hippocrate. *Dolor in pectore fixus cùm torpore, malum denuntiat ; hi si suborta febre excæstuant, celeriter mortem oppetunt.* Voyez *Prædictor., lib. I, sect.* 2. Les vésicatoires sont encore contre-indiqués dans les hydropisies avec infiltration de tout le tissu cellulaire, par le risque que les ulcères produits par ces remèdes ne tournent en gangrène. Il faut, autant qu'on le peut, ne pas attendre l'extrémité pour employer les vésicatoires, dans quelques maladies aiguës ; il faut sur-tout ne pas les appliquer sans avoir préalablement consulté plusieurs symptômes, qui doivent décider sur le choix de la partie où doit se faire cette application. Il est, par exemple, de la dernière importance de regarder aux hypocondres. *Voyez là-dessus Hippocrate, Prædict., lib. I, sect. 2.* De pareilles négligences, lorsqu'elles arrivent, déshonorent l'art et l'ouvrier; c'est la marque la plus complète du vide et du faux des médecines routinières.

Des caustiques. Les caustiques composent les épispastiques les plus actifs, et dont les effets sont les plus marqués.

Les fonticules ou *cautères.* Ces épispastiques sont du nombre de ceux dont nous avons dit que les effets étaient mixtes, par la raison qu'ils évacuent les matières séreuses contenues dans le tissu cellulaire, par une dérivation mécanique, aidée d'un petit stimulus dans les nerfs, qui favorise cette évacuation. Vanhelmont, qui, avec son enthousiasme ordinaire a déclamé, *debacchatus,* comme le dit Van-Swieten, contre les cautères, apporte des raisons qui méritent qu'on prenne la peine de les lire. Il prétend qu'on se trompe ridiculement, de prendre pour un écoulement de la matière morbifique le peu de sérosité ou de sanie que fournit un cautère dans les maladies chroniques; que cette sérosité n'est qu'une petite portion de lymphe nutritive portée au fonticule, où elle se mêle à d'autres sucs, s'épaissit et s'altère avec eux par le séjour et la chaleur, etc.; que lui, Vanhelmont, a fait fermer ou cicatriser plus de mille cautères, sans qu'il en soit arrivé le moindre mal. *Voyez Vanhelmont, de cauterio, pag.* 237. Ces prétentions peuvent être outrées; mais du moins doivent-elles engager le médecin à ne pas ordonner légèrement ces sortes de remèdes. Il est toujours vrai cependant que les cautères font quelquefois beaucoup de bien, sur-tout dans certaines maladies séreuses de la tête. *Voyez Charles Pison, de morb., cap.* 2, *colluvie serosa.* L'exemple de personnes guéries par des fonticules

ouverts *sponte* aux aînes, ont fait dire à beaucoup
d'auteurs très-célèbres, que ces remèdes étaient
utiles dans la vérolè. *Voyez Zacutus Lusitanus,
lib. II, obs.* 13ɪ, qui parle d'une pareille guérison
opérée par ces fonticules spontanés aux aînes.
*Voyez encore Cappivaccius, de lue venerea; et
Mercatus, de eodem morbo, lib. I, et lib. II, c.* ɪ.

Les effets des fonticules sont lents et longs; ils
conviennent à plusieurs maladies, comme lés
douleurs sciatiques, la goutte, les rhumatismes, etc.
Quant à la manière d'appliquer ces remèdes, Mercatus observe à ce propos, qu'il ne convient pas
d'ouvrir des cautères sur le haut de la cuisse,
lorsque la douleur sciatique vient d'une conges-
tion de sang veineux, mais bien lorsqu'elle est
produite par un engorgement de *mucus* ou de
sérum dans l'articulation devenue faible. *Voyez
De recto pra. art. med. usu, lib. I.*

Les sétons. Ces épispastiques sont plus efficaces
que les fonticules; ils produisent des dérivations
considérables dans beaucoup de maladies de la tête:
de grands praticiens les ont employés avec beaucoup de succès contre des ophtalmies rebelles;
il en est même, comme Pison, tome I, *De curandis
et cognoscendis morbis,* qui approuvent les sétons
au scrotum dans l'hydropisie, à l'imitation d'Hippocrate, qui faisait faire des incisions dans la
même maladie à ces parties, et frotter les incisions avec du sel. On se sert utilement dans
quelques provinces, contre les surdités, les maux
d'oreilles, les migraines et autres maladies de la
tête, d'une espèce de séton qui consiste en un
petit brin de *timœlea* ou garou qu'on passe dans
un trou de l'oreille qui a été percée à cet effet.
On laisse ce brin de *timœlea* ainsi lardé dans le
bout de l'oreille, et la causticité de ce petit morceau de bois procure un écoulement salutaire
qu'on entretient aussi long-temps qu'il en est

besoin; du reste, ce dernier remède se rapporte presqu'entièrement à celui dont parle Columelle, et que cet auteur propose contre les maladies pestilentielles des bestiaux.

Les ustions. Ce sont les plus violens et les plus prompts épispastiques; il est étonnant combien les anciens en ont fait usage dans la plupart des maladies. On peut joindre ici le *moxa* ou le duvet d'armoise, employé dans les ustions par quelques nations étrangères, et la poudre à canon enflammée, sur les parties. La manière de se guérir des angelures en les exposant à un feu vif, peut encore passer pour une espèce d'ustion.

L'acupuncture. C'est une sorte d'épispastique très en usage au Japon et à la Chine, et que les peuples de ces pays substituent à la saignée. Cet article ayant été oublié, nous tâcherons de rappeler ici tout ce qu'il y a de plus intéressant dans cette méthode. L'acupuncture consiste à faire sur tout le corps quantité de petites plaies au moyen d'instrumens pointus dont on pique toute l'habitude du corps, en les enfonçant assez avant dans les chairs. Le docteur Guillaume Then-Rhine a donné, à la suite d'une dissertation sur la goutte, imprimée à Londres en 1683, une espèce de tableau de cette opération avec les instrumens qu'on y emploie; voici à peu près ce qu'en dit le Journal des savans, du mois de mars de l'année 1684. « On pique presque toutes les parties du corps, dans un nombre infini de maladies qu'il est inutile de détailler ici; la constitution de ces parties n'est pas moins la règle de la manière dont on doit faire cette piqûre, que de la profondeur qu'il faut observer; ainsi l'on pique moins avant les parties nerveuses, et l'on enfonce davantage dans celles qui sont charnues. Les personnes faibles doivent être piquées au ventre, et les robustes au dos; quelquefois on ne fait simplement qu'en-

foncer l'aiguille, souvent on la tourne entre les
doigts pour la faire entrer avec moins de douleur ; et dans quelques autres rencontres, l'on
frappe doucement avec une espèce de marteau
d'ivoire, d'ébène ou de quelqu'autre matière un
peu dure : on tient l'aiguille l'espace de trente
respirations, qui est une manière de compter
usitée par les médecins de ce pays ; mais si le
malade ne le peut supporter, on la retire d'abord
et on la renfonce une seconde fois, et même plusieurs, si c'est un mal opiniâtre. Ce qu'ils observent encore, est que le malade soit à jeûn lors
de cette opération ; l'aiguille sur-tout doit être
d'or ou du moins d'argent, et jamais d'aucun
autre métal ; et pour s'en servir utilement dans
toutes les occasions, il faut qu'elle soit fort aiguë,
ronde, longue, et tournée en vis le long du
manche ». *Voyez sur cette opération, Kempfer, In
amœn. exot.*

*L'effet de ces piqûres est de former plusieurs
noyaux inflammatoires, de réveiller les nerfs du
tissu muqueux ou cellulaire qui se trouvent en-
gourdis*, et de déterminer au moyen de cette irritation donnée à la peau les oscillations nerveuses
vers cet organe, lesquelles y entraînent quelquefois des dépôts critiques, etc. Zacutus Lusitanus
rapporte que, dans le royaume du Pérou et en
Afrique, on pique les parties avec des couteaux
brûlans et pointus, dans les stupeurs ou engour-
dissemens des membres; l'auteur dit même avoir
guéri de cette manière un jeune homme. *Voyez
lib. I; pag.* 231. On pourrait joindre à cet exemple
ce que Valésius raconte d'un médecin qui guérit
un seigneur apoplectique, dont les veines ne se
trouvèrent point assez apparentes pour qu'on pût
le saigner, en lui faisant appliquer des sangsues
sur presque toute l'habitude du corps. *Voyez dans
Forestus, page* 23.

La saignée. Elle ne produit ordinairement que des dérivations locales ; cependant elle est quelquefois accompagnée de phénomènes qui peuvent la faire regarder comme révulsive : sans doute que pour lors ces phénomènes sont dus au stimulus que cause la piqûre de la lancette. Par exemple, Baillou , *tom. III, lib. paradigmatum*, *pag.* 437, raconte qu'un médecin de Marseille ayant, selon la méthode de anciens, fait ouvrir la veine entre le doigt annulaire et le petit doigt à un homme qui avait la fièvre quarte, cet homme fut guéri par cette saignée, mais qu'il en eut durant cette année entière sa main comme livide.

Il en est de même des scarifications proprement dites, c'est-à-dire de celles qui sont pratiquées par quelques peuples, comme les Egyptiens, et qu'on ne fait qu'après avoir frictionné la partie ; il est évident que ces remèdes sont des épispastiques dont l'effet est combiné de l'actif et du mixte.

Tels sont les différens objets qui composent le tableau de la médecine épispastique, et dans lequel, suivant quelques auteurs, pourraient encore entrer plusieurs autres espèces de remèdes, comme les ceintures de *bursa pastoris* ou de feuilles d'ellébore noir, qui, portées sur la chair nue, arrêtent les hémorroïdes, au rapport de Théoph. Bonnet, *De med. septentr. collat.*, les décoctions de dictame, qui, prises intérieurement, passent pour avoir la vertu de pousser au-dehors les corps étrangers implantés dans la substance des parties, etc.

F I N.

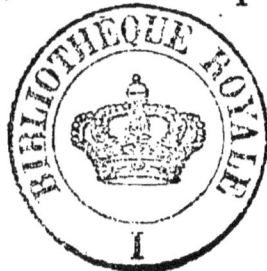

www.ingramcontent.com/pod-product-compliance
Lightning Source LLC
Chambersburg PA
CBHW050534210326
41520CB00012B/2572